ÁLBUM DEL BEBÉ

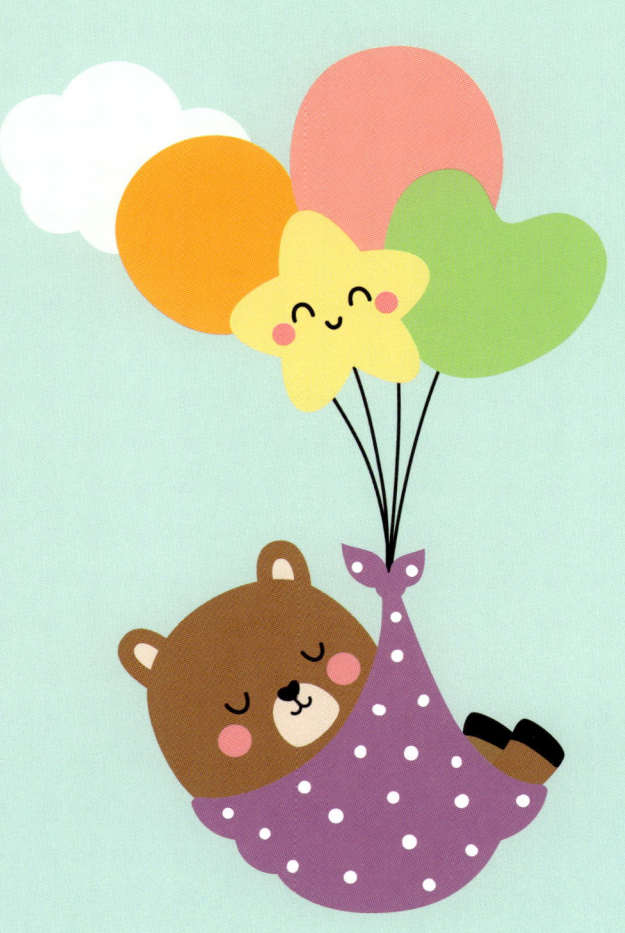

LIBSA

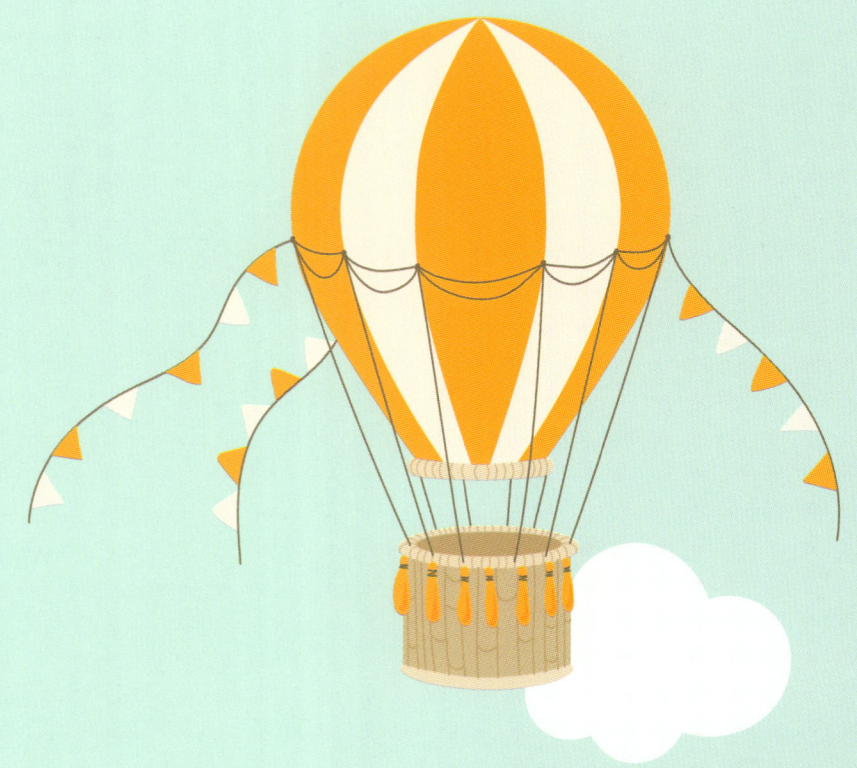

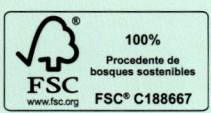

100%
Procedente de
bosques sostenibles
FSC® C188667
FSC
www.fsc.org

© 2026, Editorial Libsa
C/ Puerto de Navacerrada, 88
Polígono Industrial Las Nieves
28935 Móstoles (Madrid)
Tel: (34) 91 657 25 80
e-mail: libsa@libsa.es
www.libsa.es

ISBN: 978-84-662-4526-5

Edición: María Mañeru
Diseño de cubierta y maquetación: Laura Maireles López
Fotografías e ilustraciones: Shutterstock Images,
Gettyimages, Freepik y archivo Libsa.

DL: M-19129-2025

ESTA ES MI HISTORIA

Pega aquí mi foto de bebé

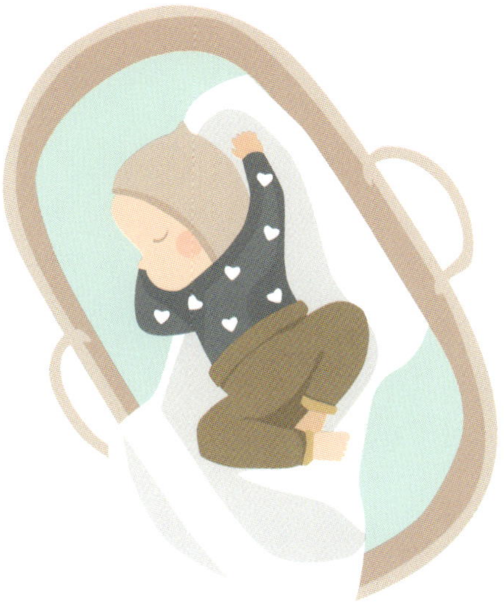

Este libro pertenece a

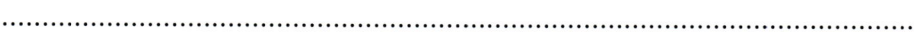

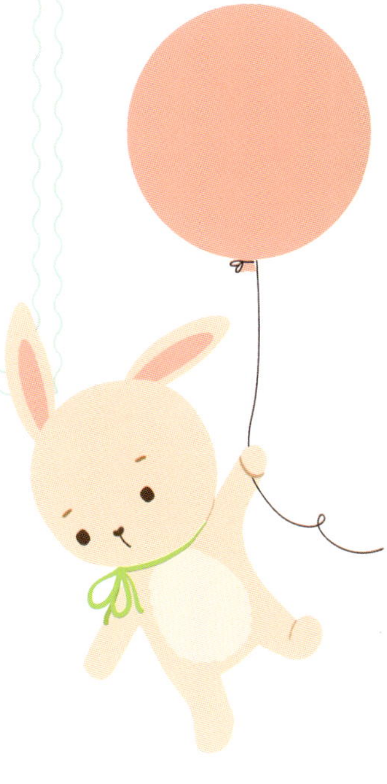

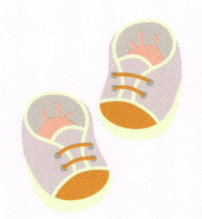

MI MAMÁ

Foto de mi mamá

Mamá se llama ....

Ella nació el día .... en ....

Tiene el pelo .... y los ojos ....

Mamá pensaba que iba a ser

☐ niña   ☐ niño

Los nombres que mamá pensó para mí fueron

....

....

....

....

....

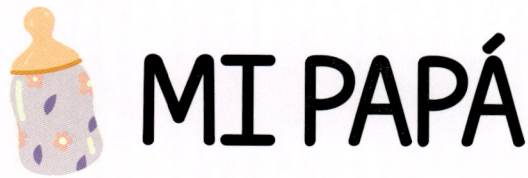

MI PAPÁ

Papá se llama ....

Él nació el día .... en ....

Tiene el pelo .... y los ojos ....

Papá pensaba que iba a ser

☐ niña   ☐ niño

Foto de mi papá

Los nombres que papá pensó para mí fueron

....

....

....

....

....

CUANDO YO NO ESTABA

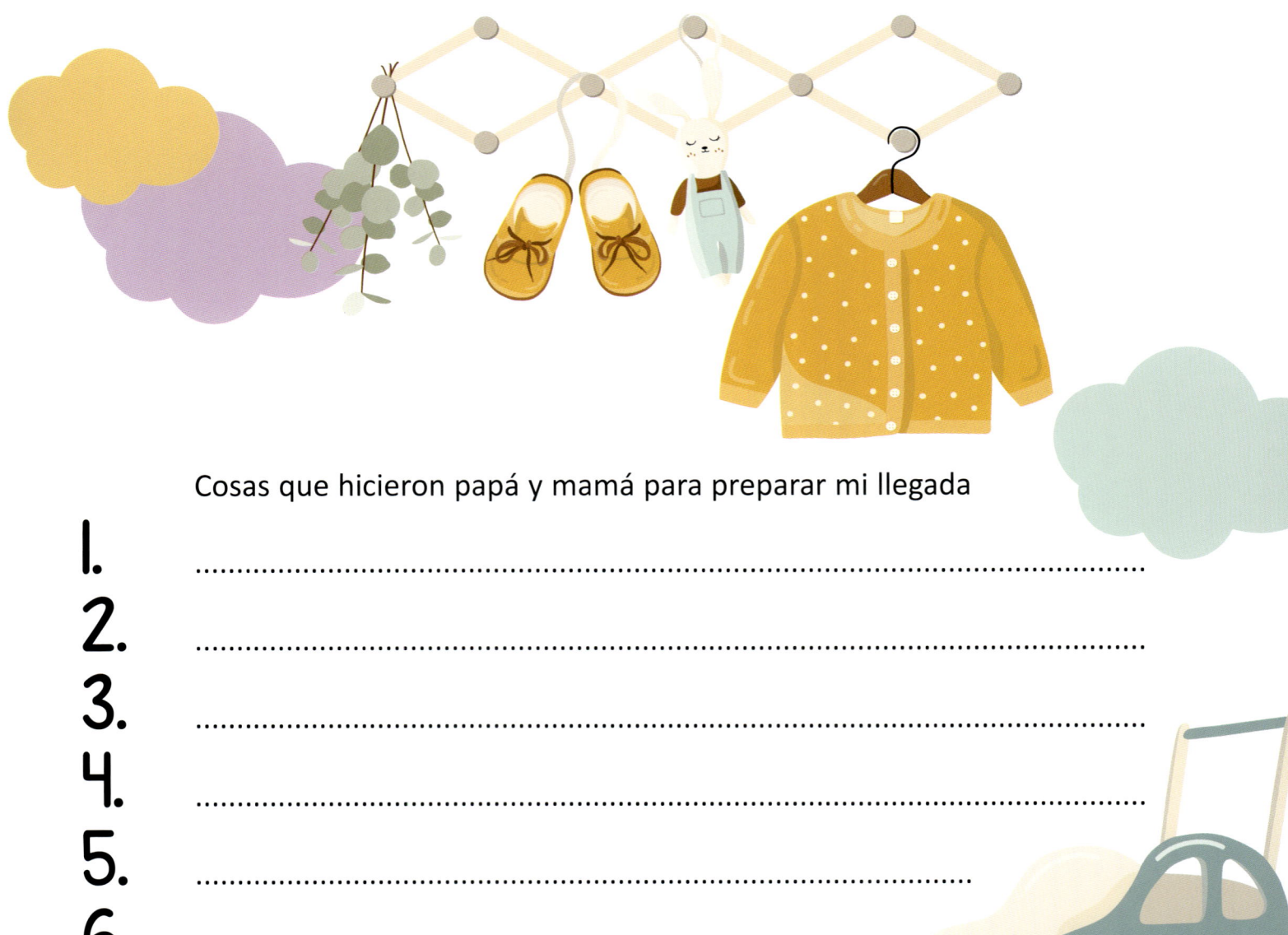

Cosas que hicieron papá y mamá para preparar mi llegada

1. ....

2. ....

3. ....

4. ....

5. ....

6. ....

LA GRAN NOTICIA

¿Cómo lo supo mamá? ....

....

¿Y papá? ....

....

¿Cómo se lo dijeron a mis hermanos? ....

....

¿Cuándo se enteraron los abuelos?

....

....

....

....

....

EL EMBARAZO

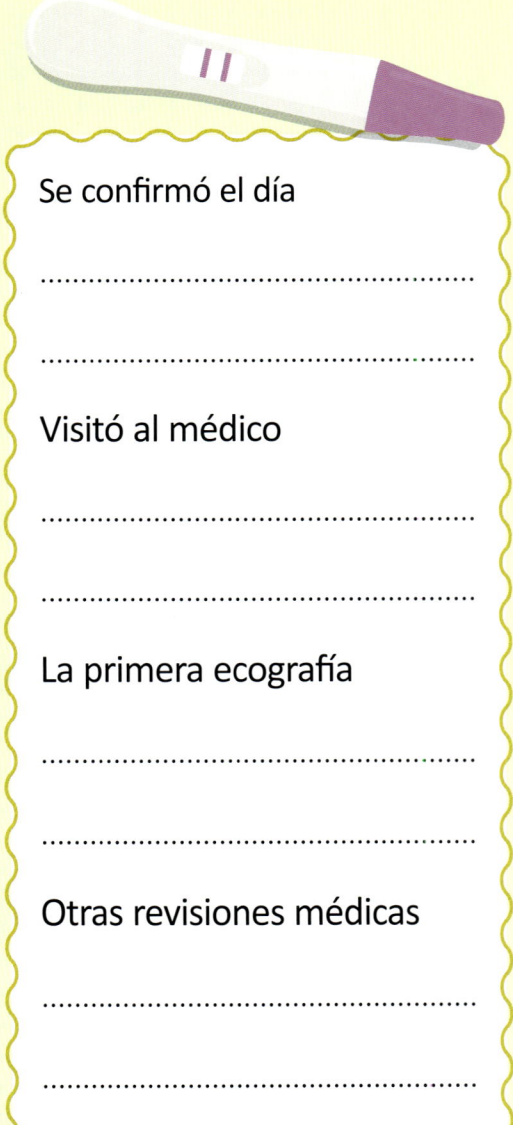

Se confirmó el día

....

....

Visitó al médico

....

....

La primera ecografía

....

....

Otras revisiones médicas

....

....

Foto de mamá cuando
estaba embarazada

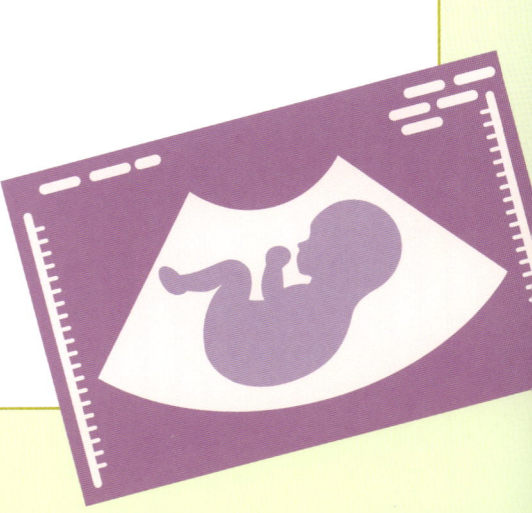

EL INGRESO

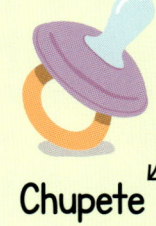
Chupete

Mamá ingresó en el hospital el día ....

a las .... horas

Fue acompañada de ....

....

Se quedaron en la sala de espera ....

....

....

....

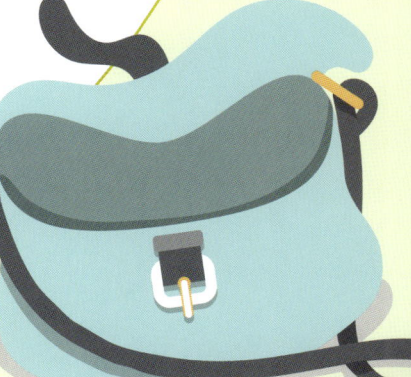
Neceser

Mantita

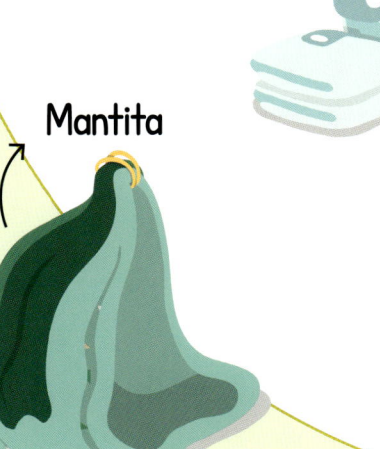

Pañales

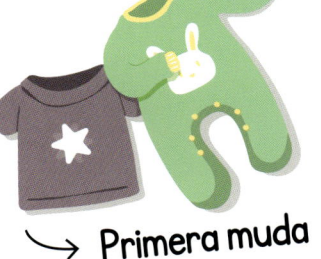

Toallitas

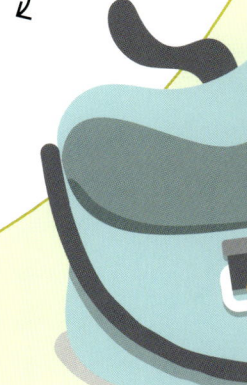

→ Primera muda

MI FICHA DE PARTO

Mamá tenía un embarazo

de .... semanas

Mi aspecto general

era ....

Mis ojos eran de color.........................

Mi pelo era ....

Mi grupo sanguíneo es ....

Mi primer reconocimiento fue

....

....

HOLA, ¿ME QUERÉIS CONOCER?

Nací en ....

el día .... a las .... horas

Pesé .... kg y medí .... cm

Todos pensaron que me parecía a ....

....

Me pusieron de nombre .... porque.......

....

Me vinieron a ver ....

....

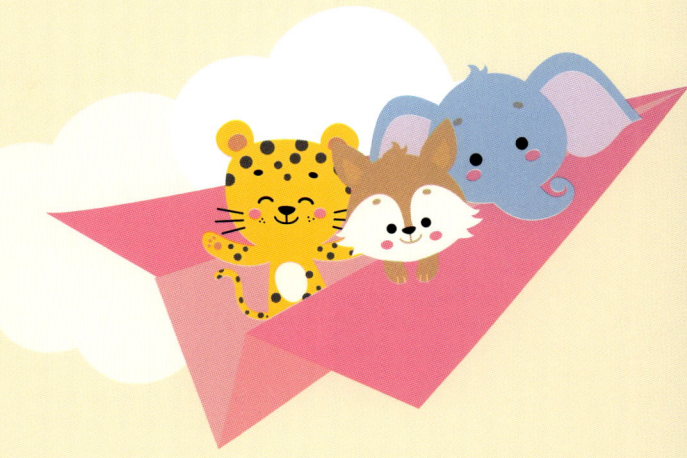

Mi primera foto
de recién nacido

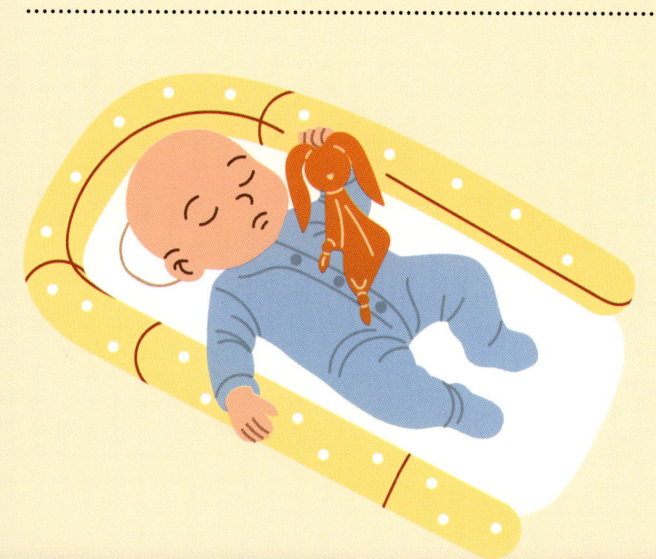

DATOS DE AQUEL DÍA

Las noticias más importantes de ese día fueron

1. ....

2. ....

3. ....

4. ....

5. ....

6. ....

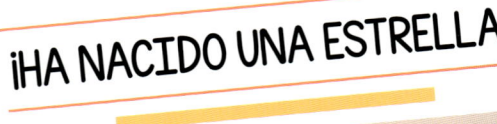

¡HA NACIDO UNA ESTRELLA!

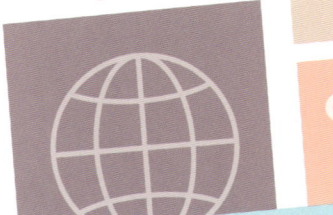

Qué más pasó

La canción del momento era ....

....

La película más exitosa era ....

....

El programa de televisión más visto era ....

....

El actor/actriz más popular era ....

....

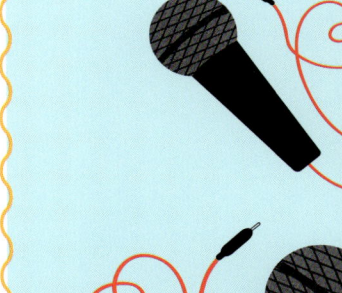
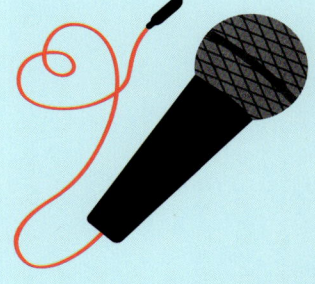
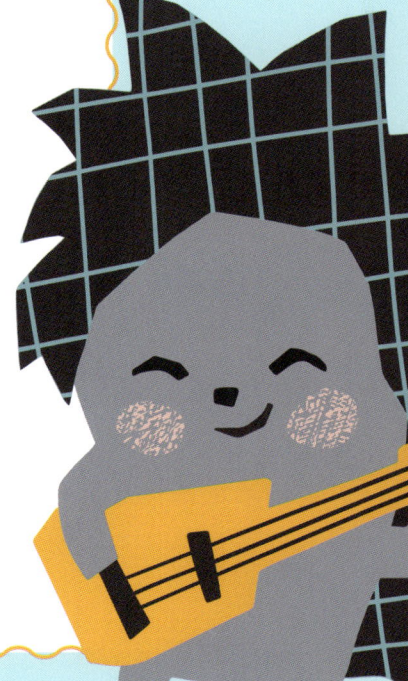
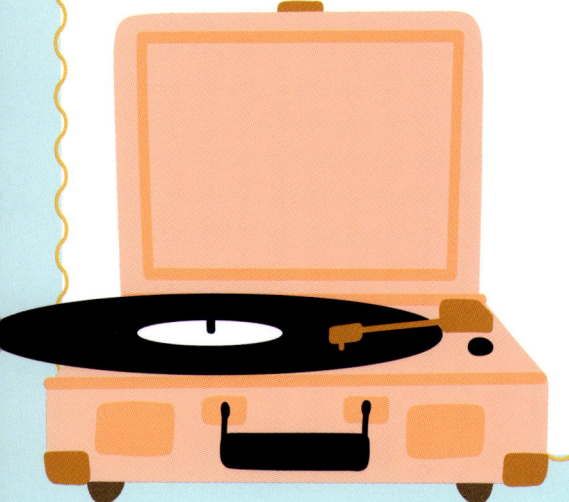
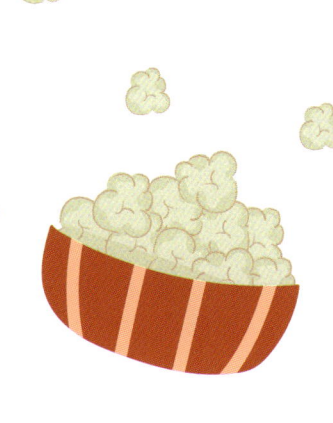

MIS PRIMERAS FOTOS

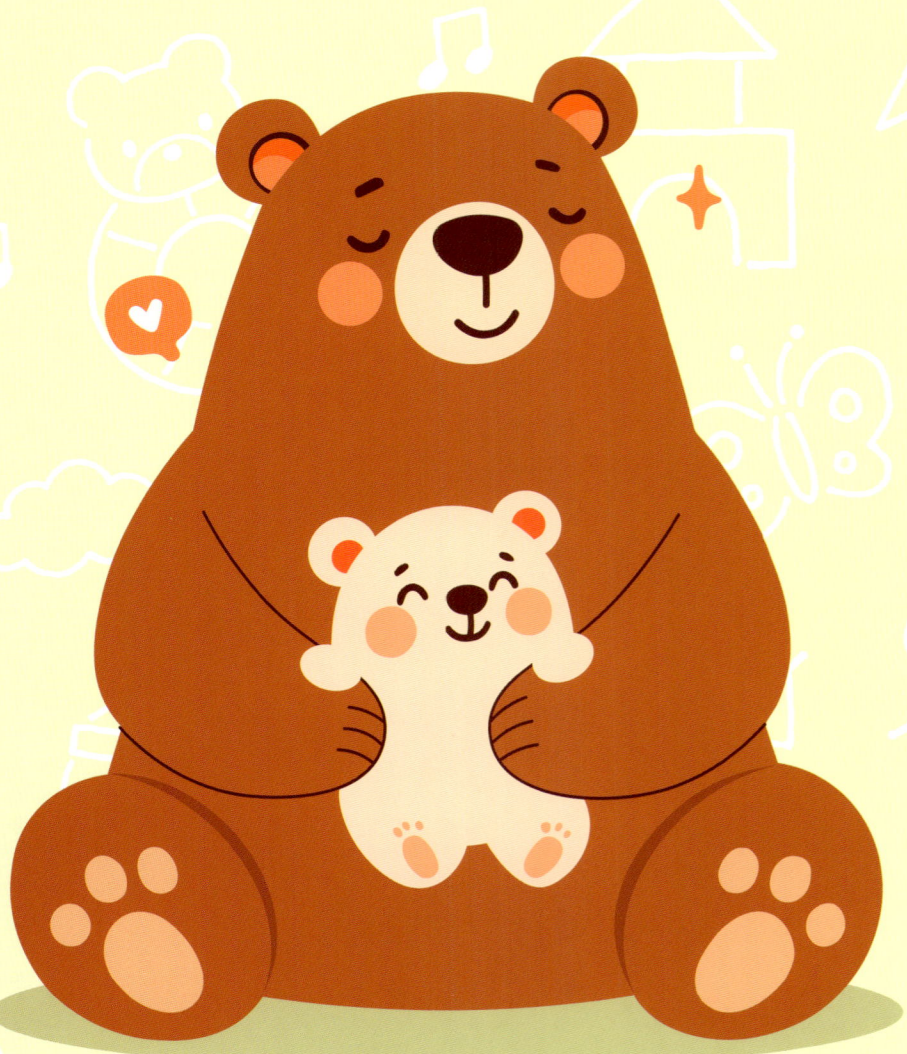

Aquí estoy con mamá

Foto con mamá

Aquí estoy con papá

Foto con papá

Aquí estoy con la familia

Foto con la familia

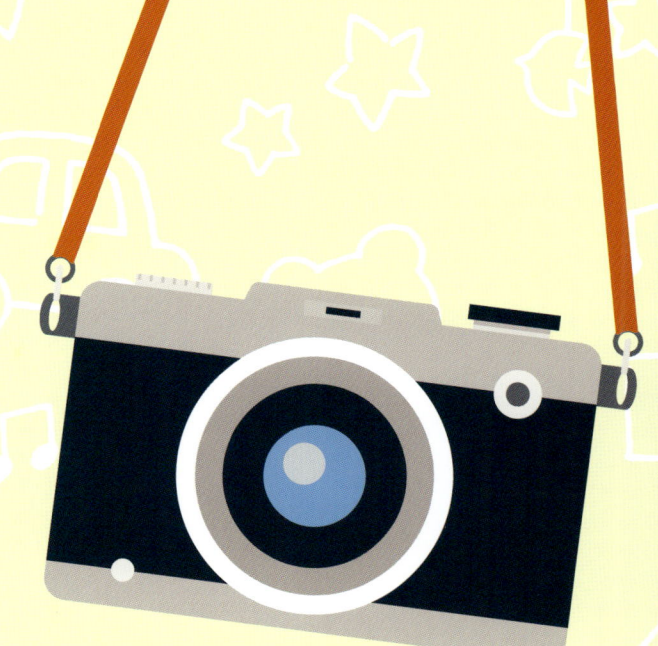

Aquí estoy con los abuelos

Foto con los abuelos

Aquí estoy con mis tíos

Foto con mis tíos

MIS MANOS

Huellas de mis manos

Estas son las huellas de mis manos.
¡Qué chiquitinas!

MIS PIES

Huellas de mis pies

Estas son las huellas de mis pies.
¡Qué pequeñas son!

LLEGADA A CASA

Me llevaron a casa el día ....

a las ....horas

Me dieron la bienvenida

1. ....
2. ....
3. ....
4. ....
5. ....
6. ....
7. ....

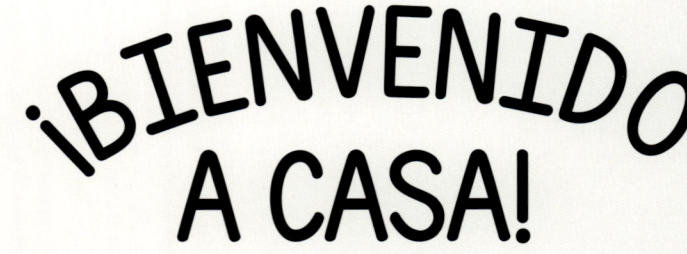

¡BIENVENIDO A CASA!

MI HABITACIÓN

Está decorada con ....

....

Mi cama es ....

....

La comparto con ....

MI ÁRBOL FAMILIAR

Otros familiares ....

....

....

....

....

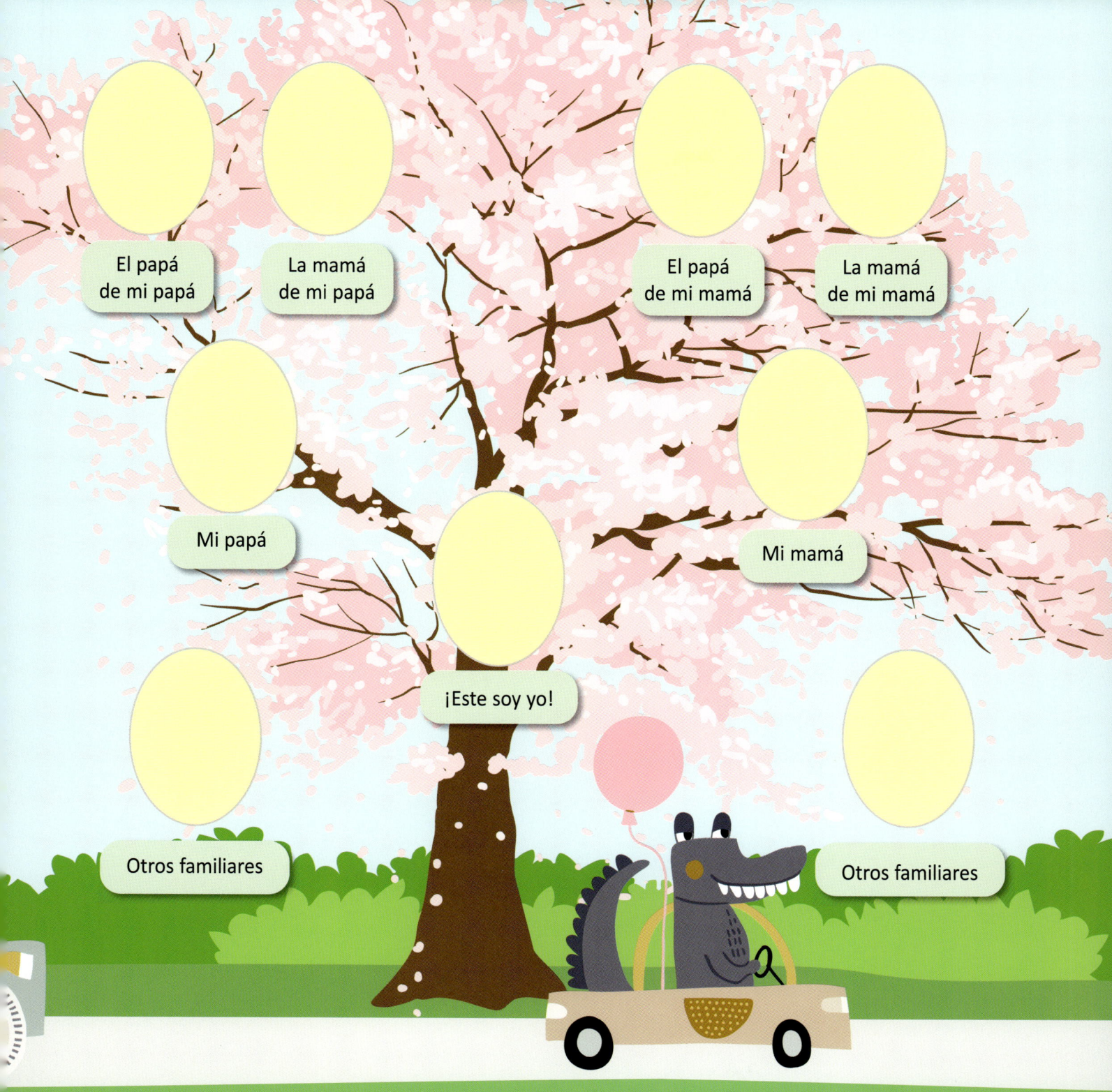

El papá
de mi papá

La mamá
de mi papá

El papá
de mi mamá

La mamá
de mi mamá

Mi papá

Mi mamá

¡Este soy yo!

Otros familiares

Otros familiares

MI FAMILIA

La primera fiesta con mi familia la celebramos en ....

....

el día ....

Los invitados fueron ....

....

....

....

....

....

....

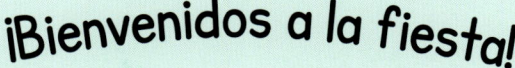
¡Bienvenidos a la fiesta!

Mis invitados especiales fueron ....
....
....

Me regalaron

....
....
....
....
....

FOTOS CON MI FAMILIA

Fotos con mis tíos

Fotos con mis tías

Mi foto familiar favorita

¡Otra foto!

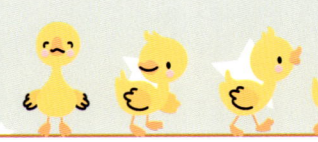

Fotos con mis primos

Fotos con mis primas

¡Otra más!

Foto con mi mascota

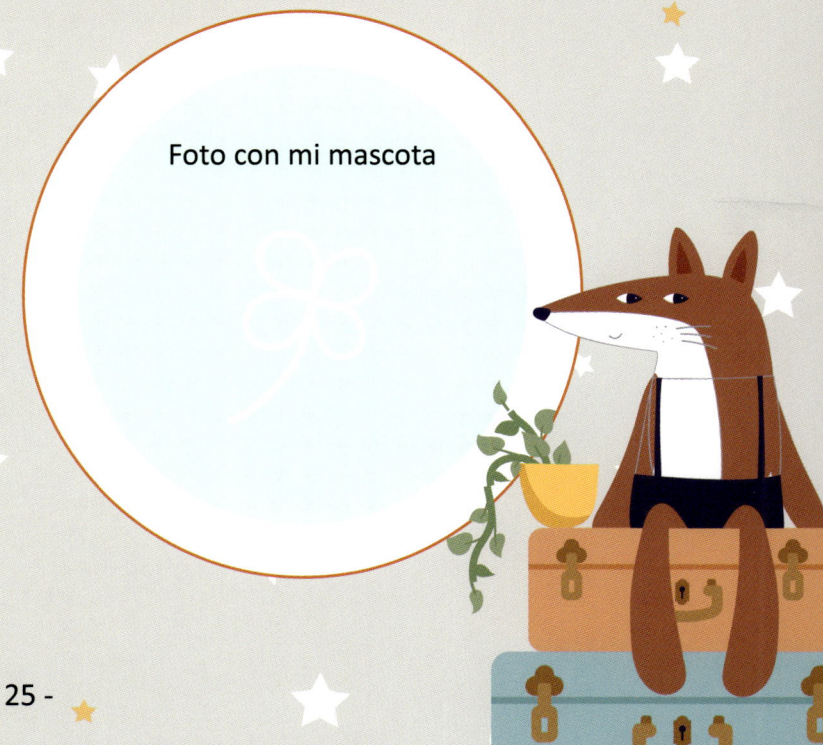

MI PRIMER BAÑO

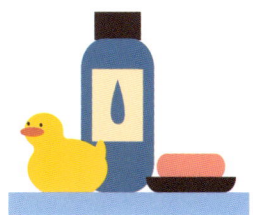

Mi primer baño en casa fue a las ....

Yo tenía .... días

Normalmente me baño ....

Lo que más me gusta del baño es ....

....

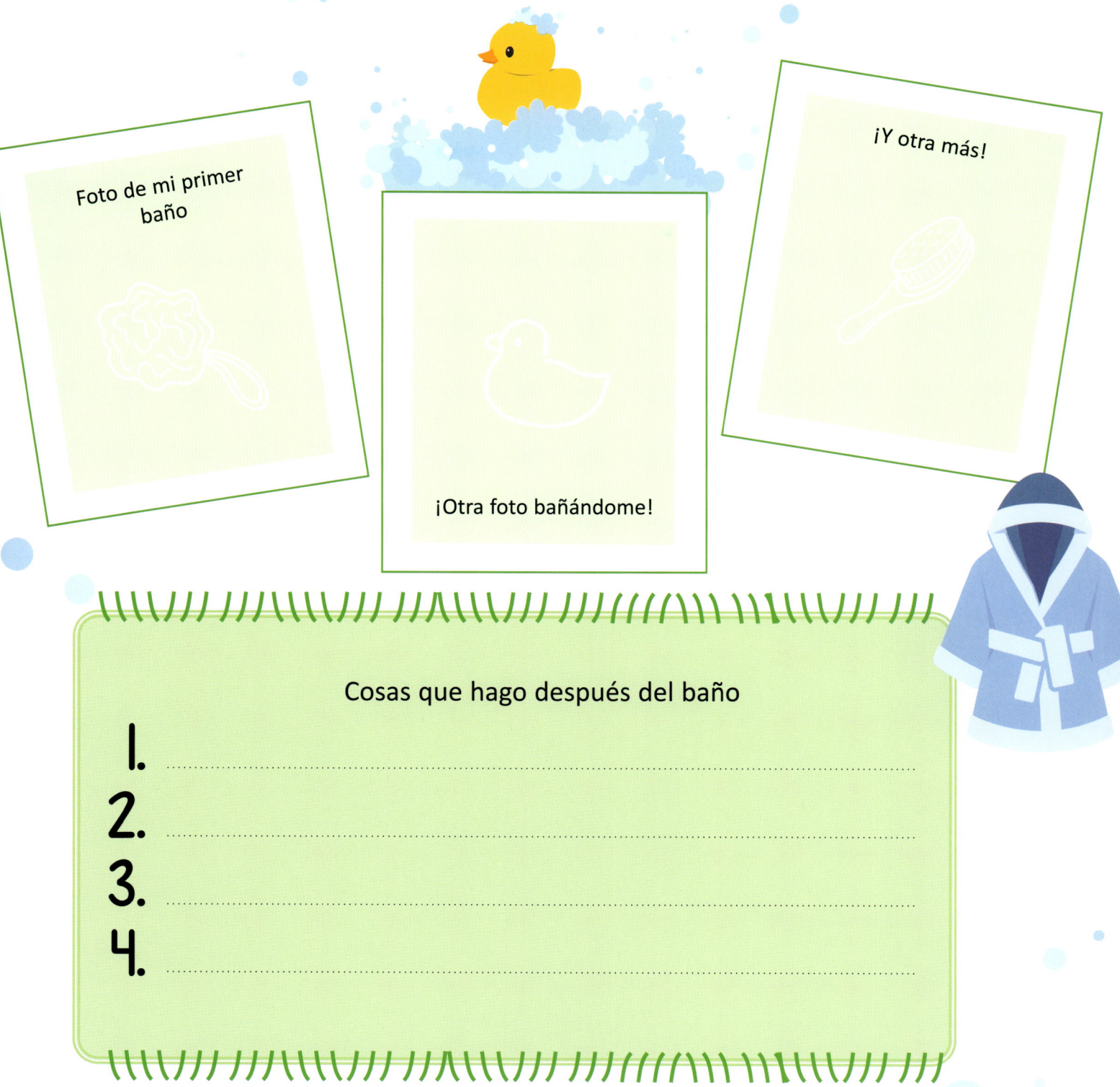

Foto de mi primer baño

¡Otra foto bañándome!

¡Y otra más!

Cosas que hago después del baño

1. ....

2. ....

3. ....

4. ....

MI PRIMER PASEO

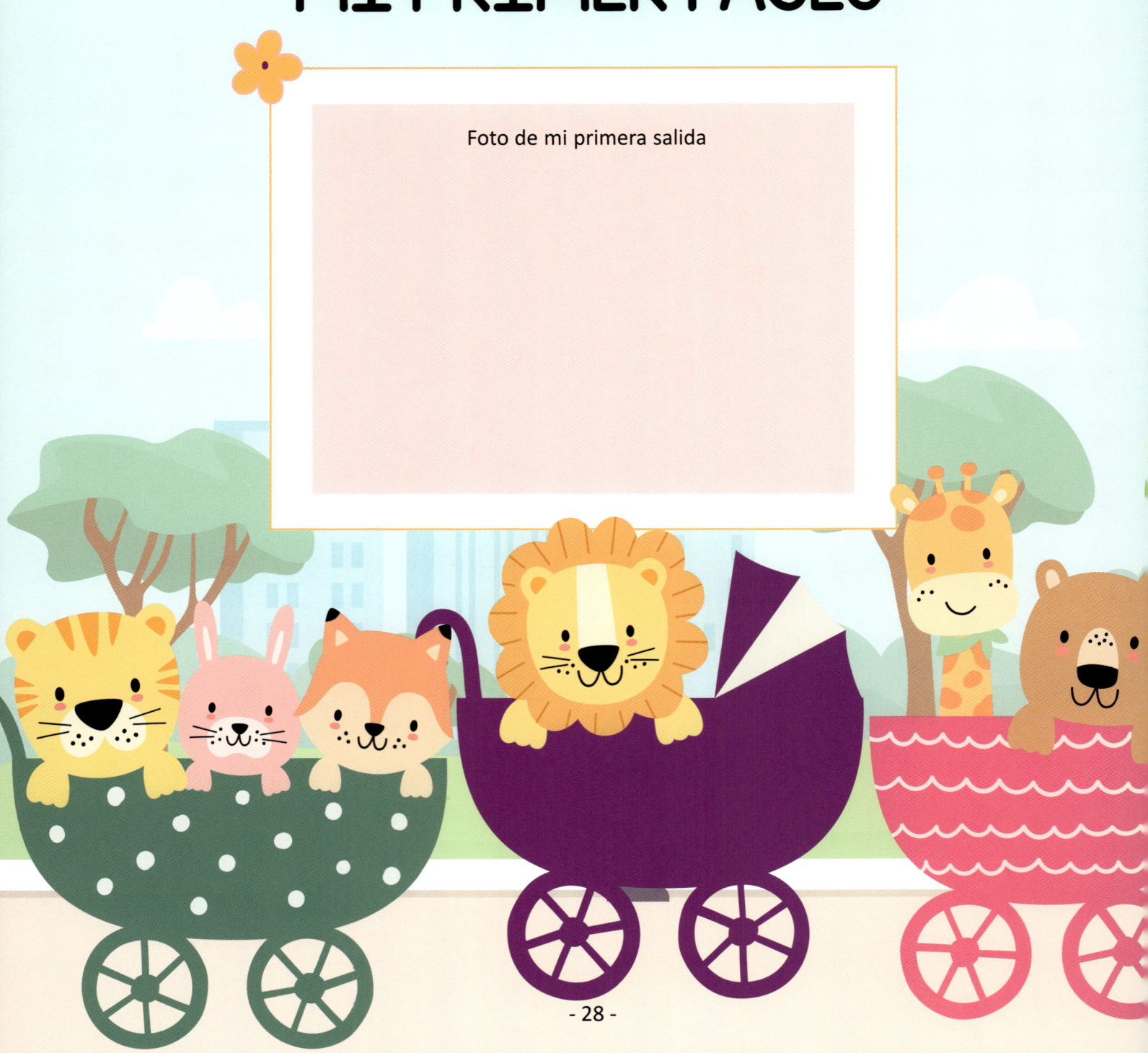

Foto de mi primera salida

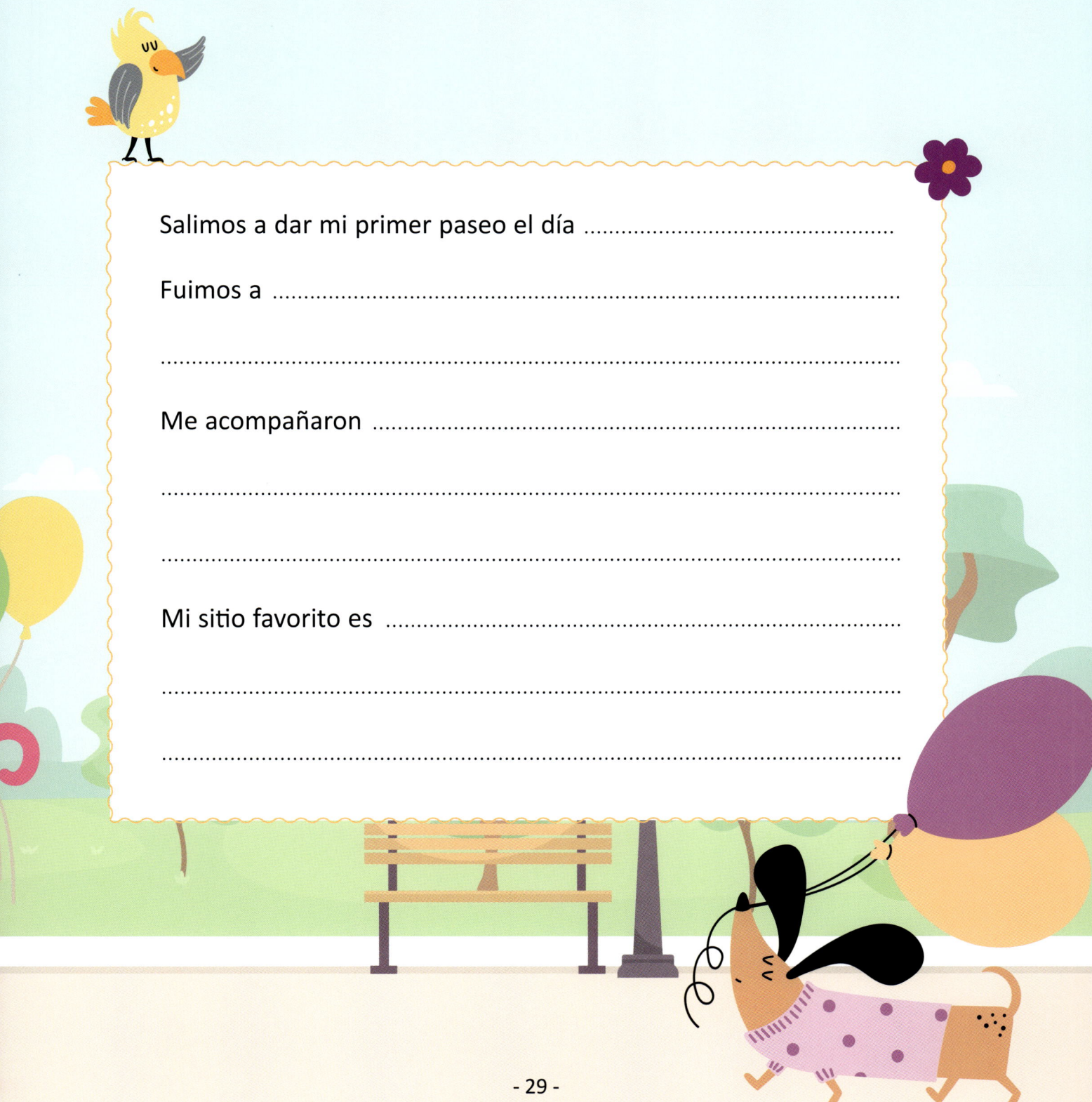

Salimos a dar mi primer paseo el día ....

Fuimos a ....

....

Me acompañaron ....

....

....

Mi sitio favorito es ....

....

....

LO QUE MÁS ME GUSTA

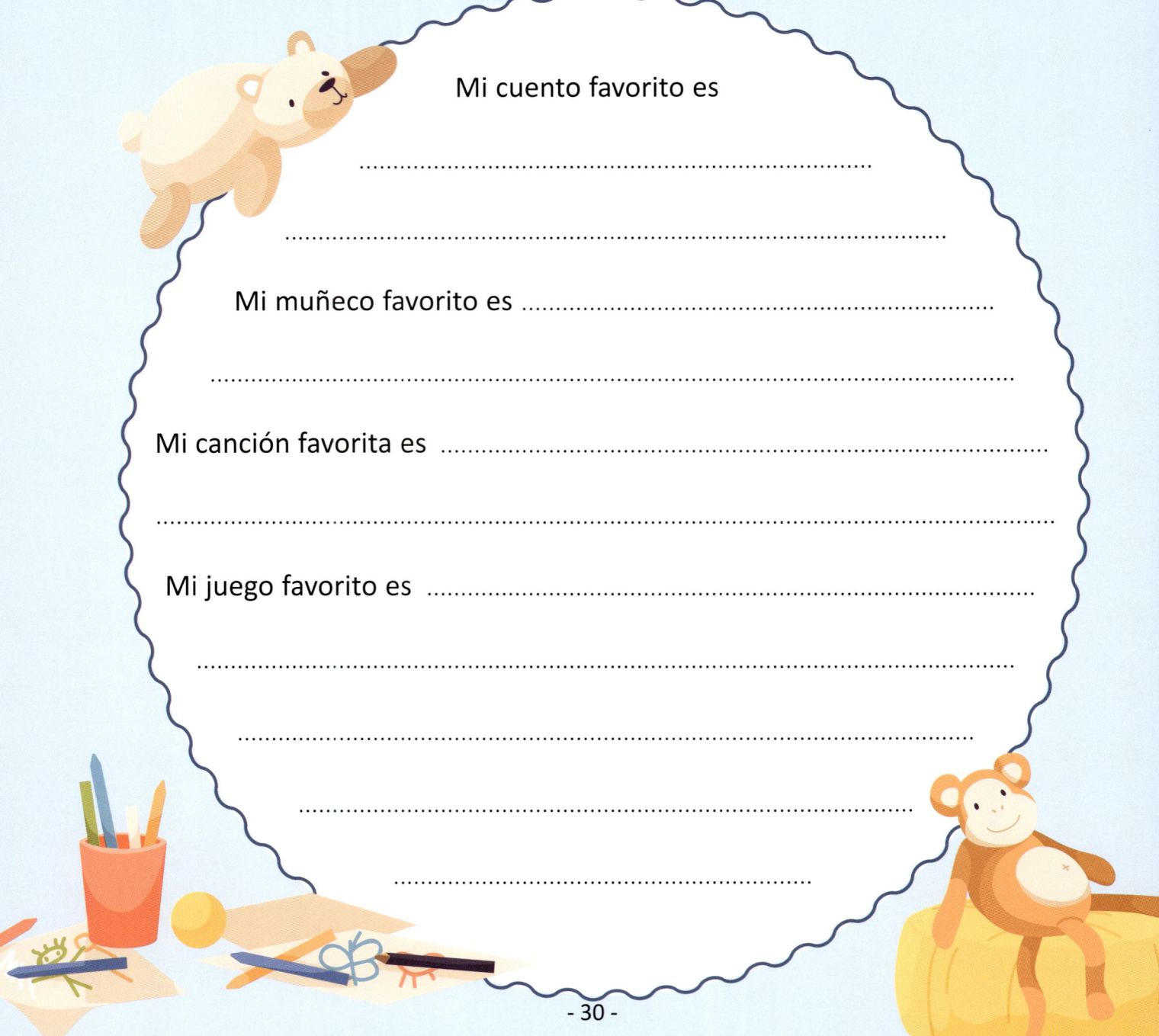

Mi cuento favorito es

....

....

Mi muñeco favorito es ....

....

Mi canción favorita es ....

....

Mi juego favorito es ....

....

....

....

....

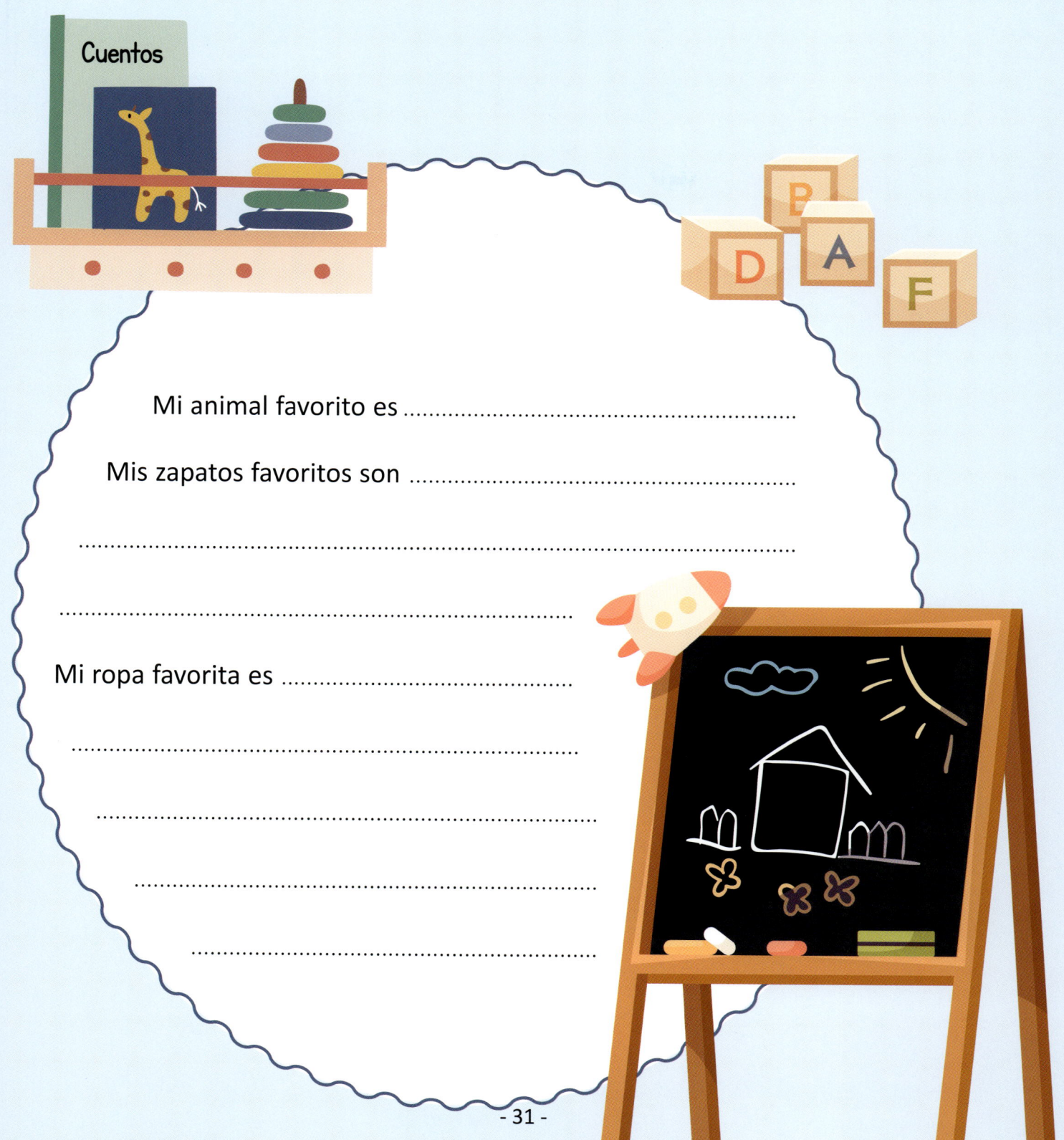

Mi animal favorito es ....

Mis zapatos favoritos son ....

....

....

Mi ropa favorita es ....

....

....

....

EN EL MÉDICO

Mi primera visita al médico fue ....

Mi pediatra se llama ....

Me llevaron a revisión ....

....

¡Cuánto has crecido!

En la consulta me hicieron

....

....

....

....

....

....

MIS VACUNAS

Me han vacunado de .... Fecha ....

.... Fecha ....

.... Fecha ....

.... Fecha ....

He tenido estas enfermedades ....

....

....

....

Soy alérgico a ....

....

....

YA GATEO

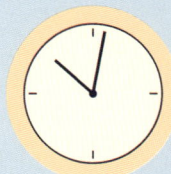

Aprendí a gatear con .... meses

Gateaba

☐ Sobre manos y rodillas   ☐ Sentado

☐ Sobre manos y pies   ☐ Hacia atrás

☐ Arrastrando el vientre   ☐ Rodando

☐ Otro ....

Me ayudó ....

Pasito a pasito

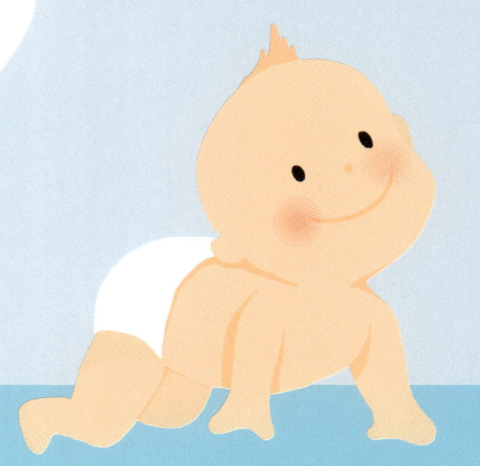

MIS PRIMEROS PASOS

Me puse de pie el día ....

Antes de andar me caí .... veces

Mi primer paso lo di a los .... meses

Lo conseguí a los .... meses

Los primeros zapatos con los que empecé a andar eran ....

....

....

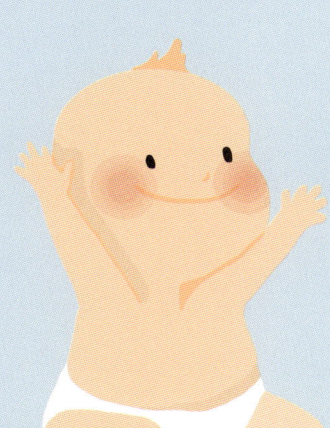

¡Despacito, no corras!

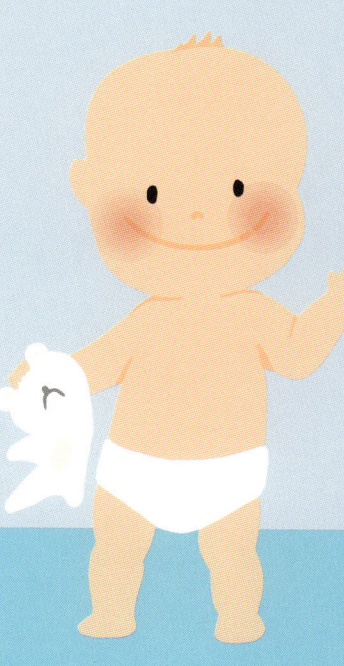

EMPIEZO A HABLAR

Mis primeros balbuceos fueron a los .... meses

Mi primera palabra fue ....

La dije cuando tenía .... meses

Foto de mamá

Foto de papá

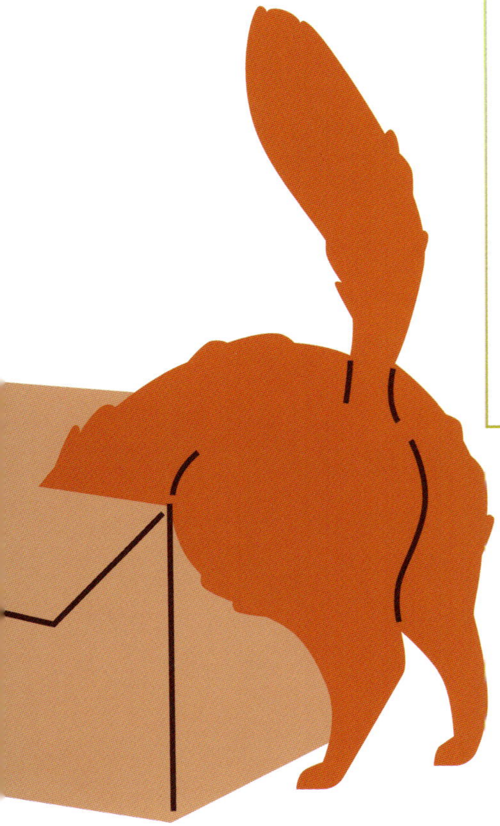

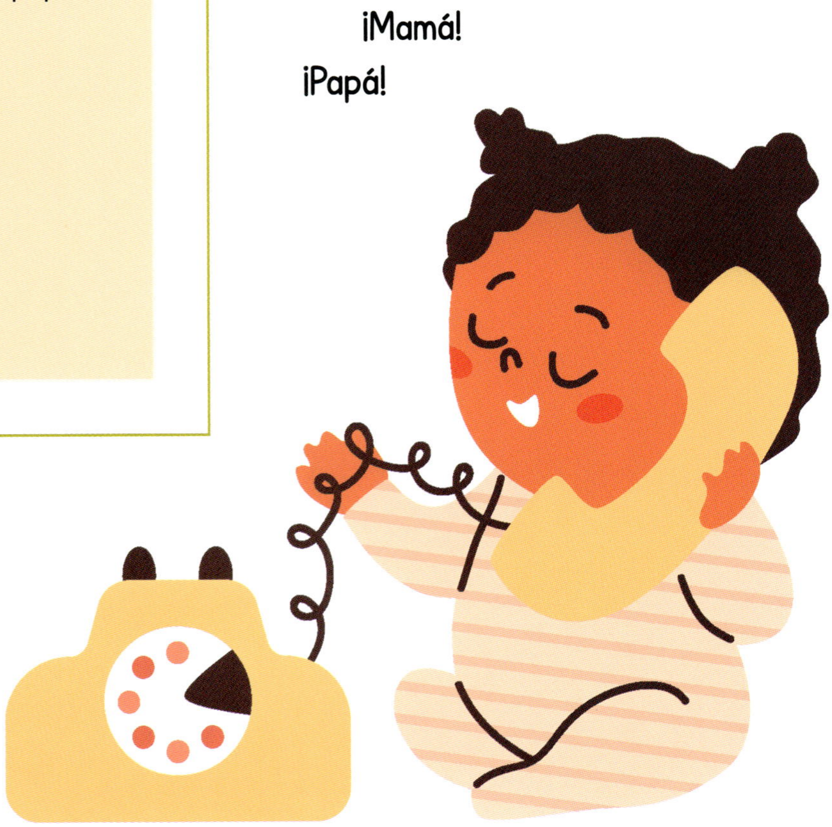

¡Mamá!
¡Papá!

Mis primeras palabras fueron

....

....

....

....

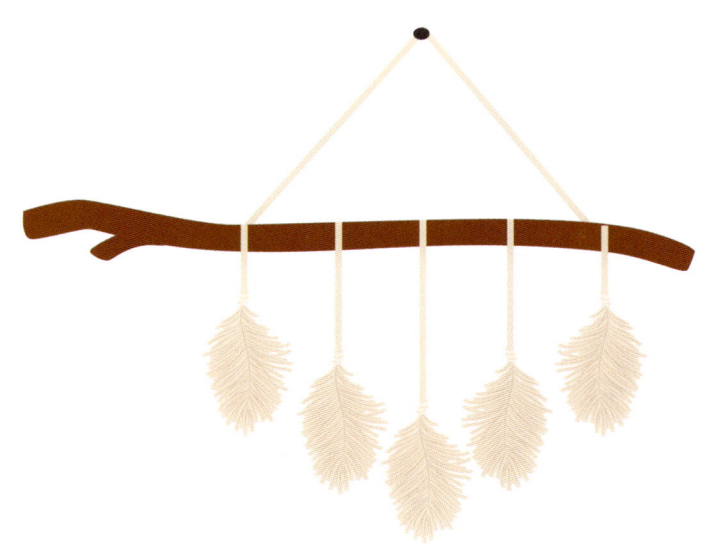

Aprendí a decir mi nombre el día ....

....

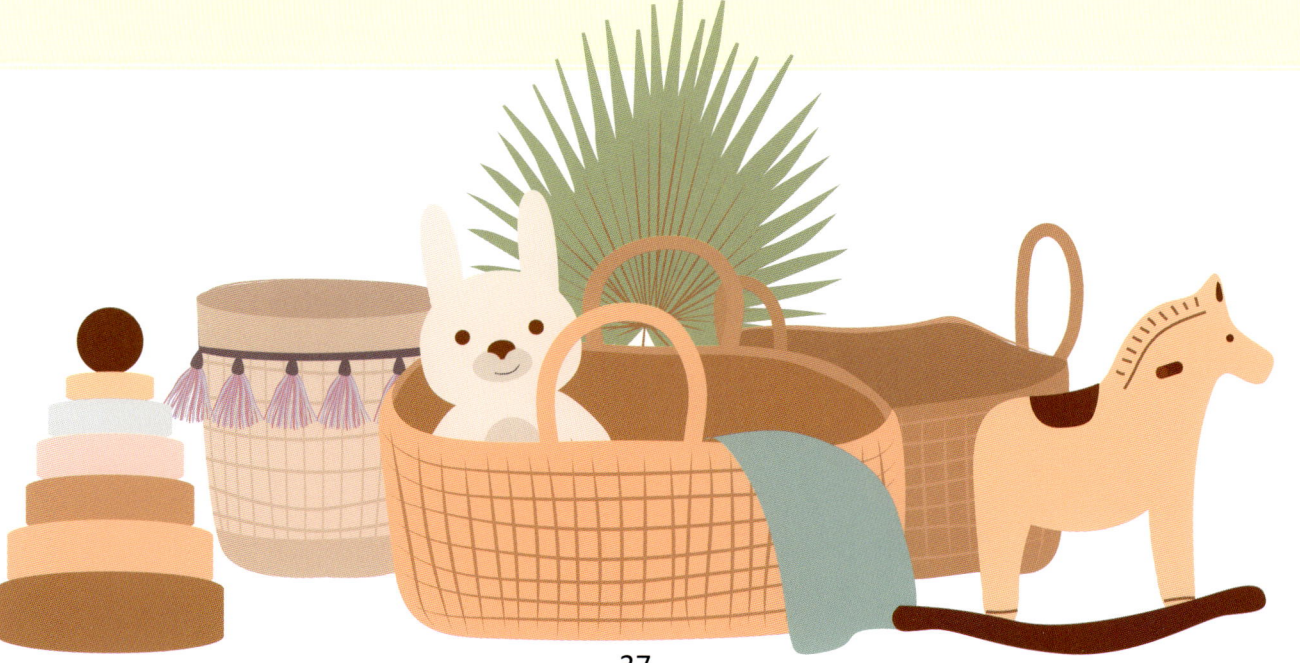

A COMER

Mi primer biberón me lo dieron a los .... meses

Mi primera comida sólida fue ....

La cara que puse fue ....

Aprendí a beber en vaso a los .... meses

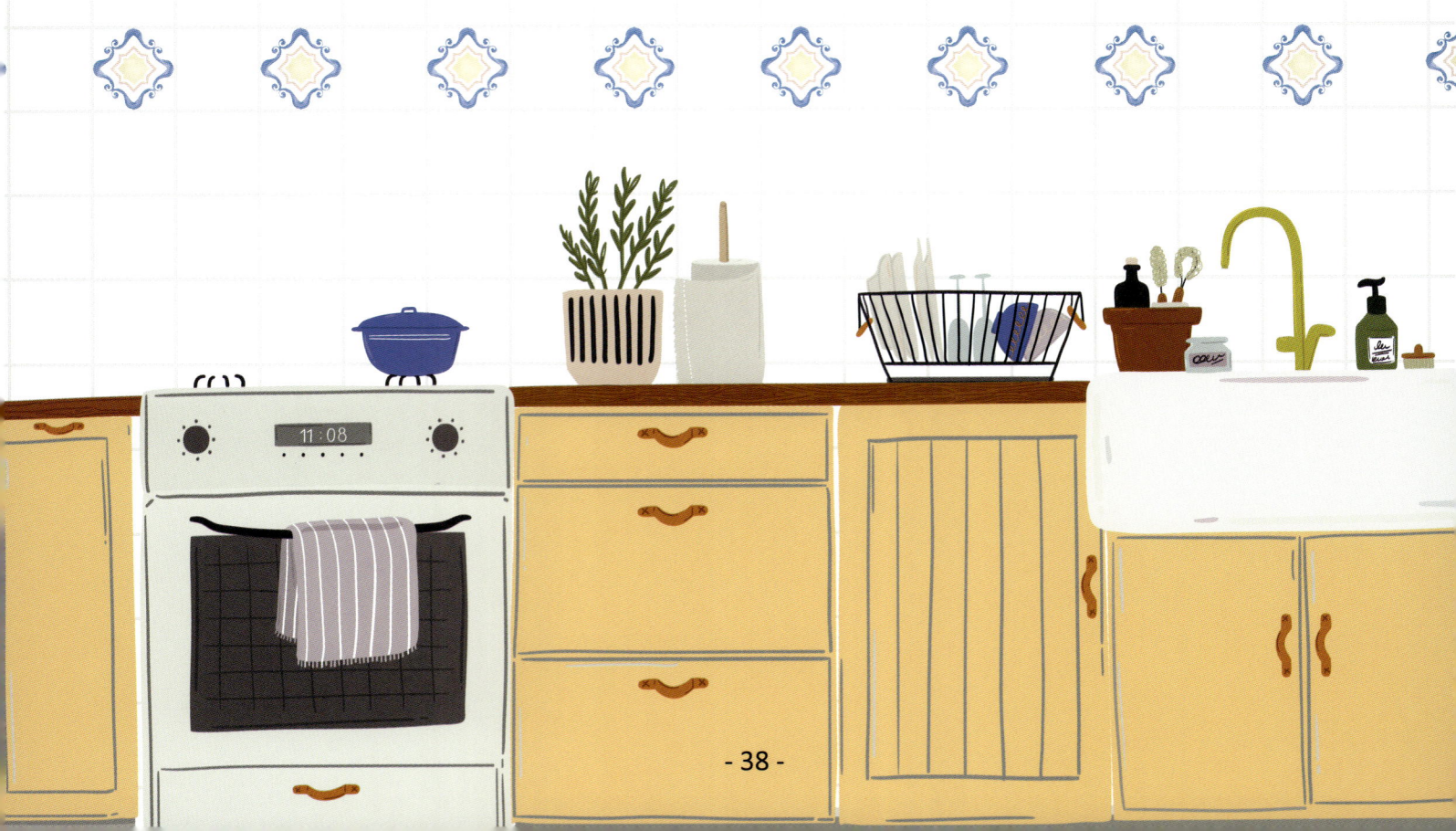

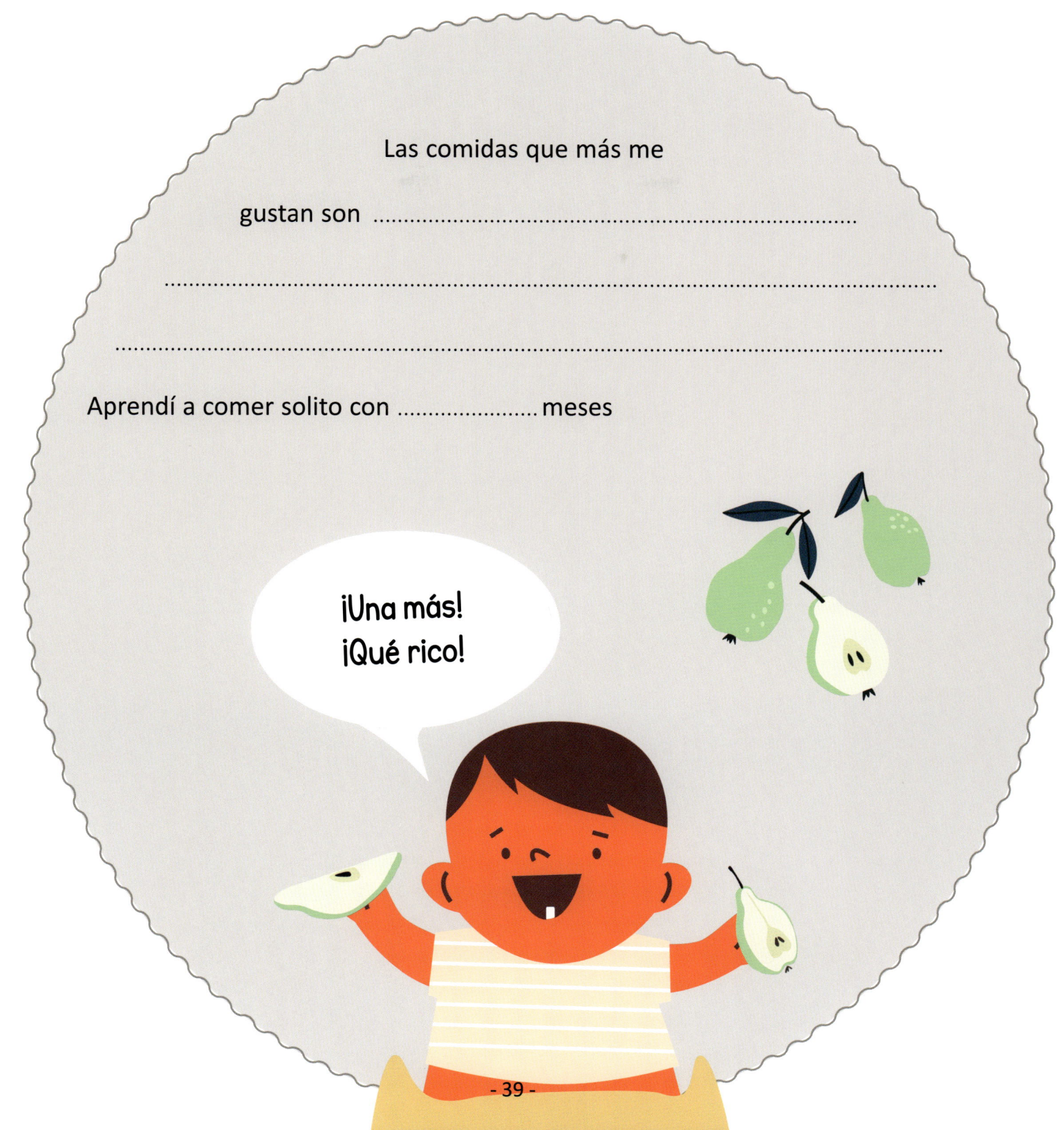

Las comidas que más me

gustan son ....

....

....

Aprendí a comer solito con .... meses

¡Una más!
¡Qué rico!

NOS VAMOS DE VACACIONES

Estuvimos en ....

Yo tenía .... meses

Fuimos en .... Nos alojamos en ....

....

Lo compartimos con ....

Mi anécdota más divertida ....

....

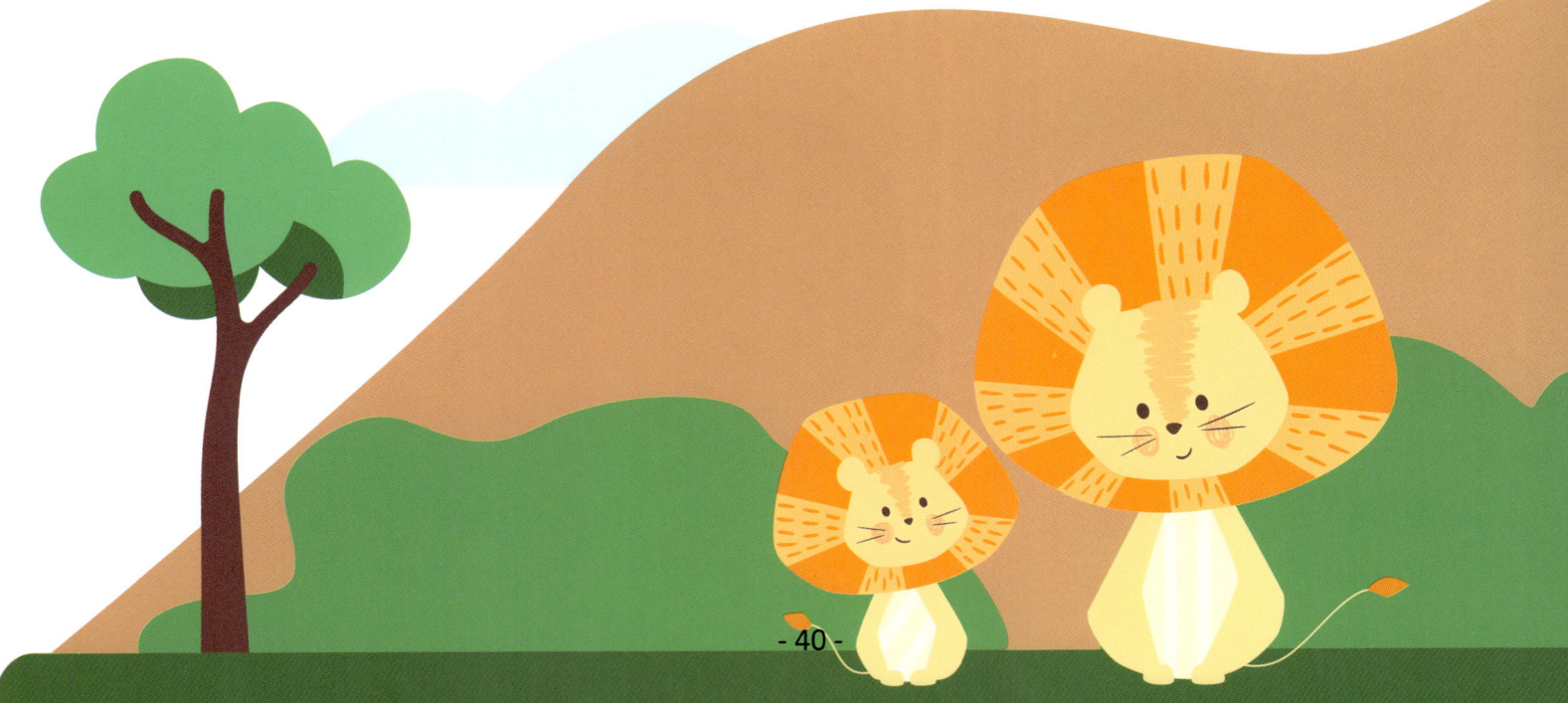

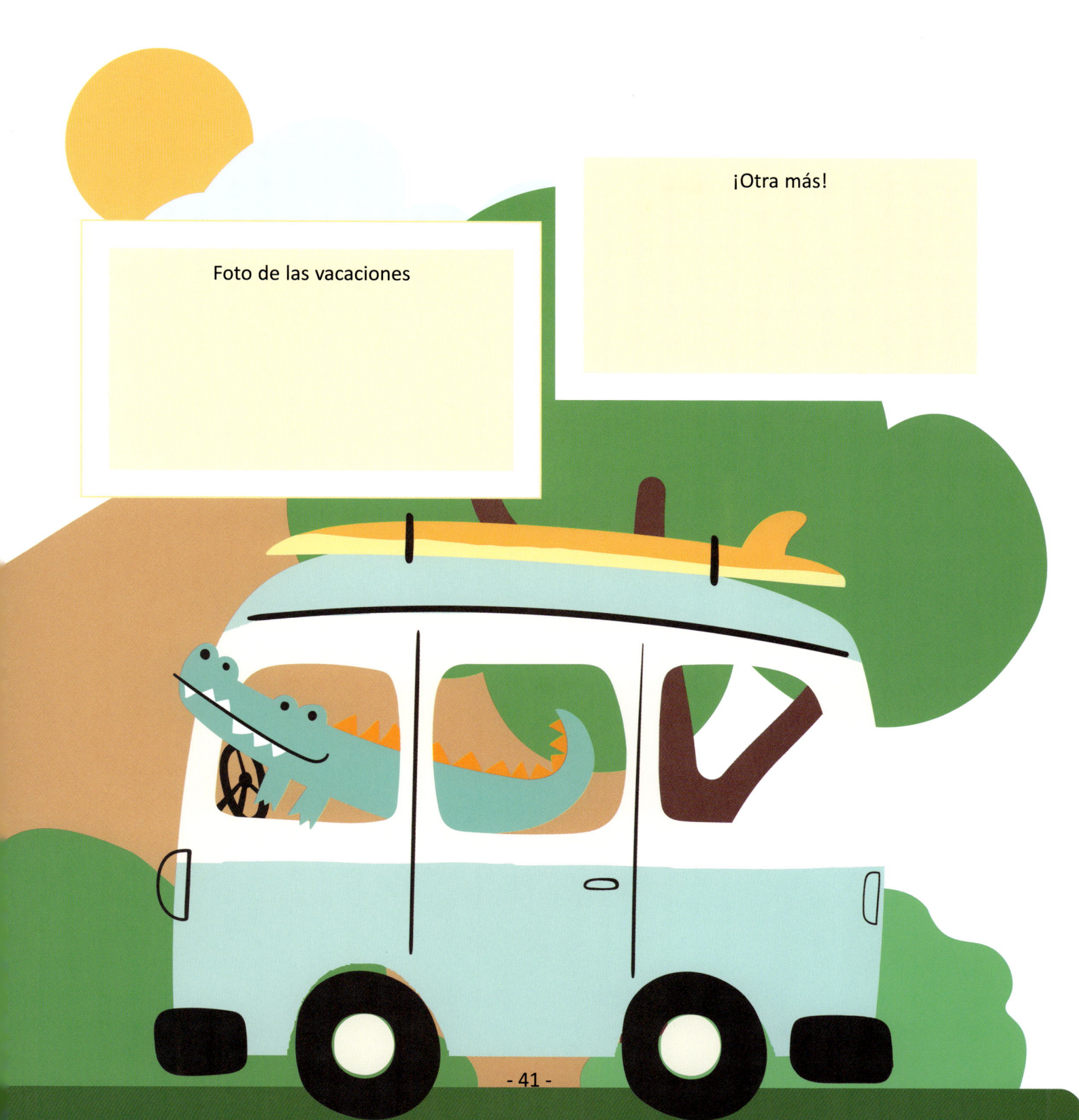

Foto de las vacaciones

¡Otra más!

MI PRIMERA NAVIDAD

Yo tenía .... meses

....

La pasamos en ....

....

Algunos de mis regalos fueron ....

....

....

....

....

....

MIS AMIGOS Y YO

Mis mejores amigos se llaman ....

....

....

El amigo con el que más juguetes comparto es ....

....

La amiga con la que paso más tiempo es ....

Jugamos con

☐ muñecos

☐ pelotas

☐ peluches

☐ construcciones

☐ cuentos

CÓMO HE CAMBIADO

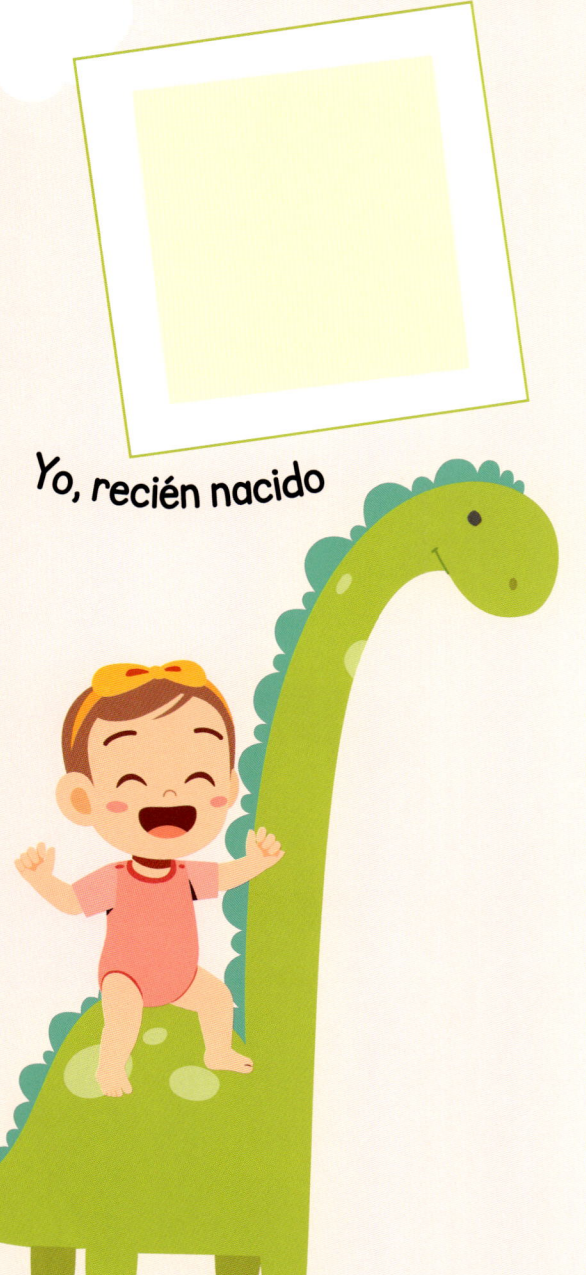

Yo, recién nacido

He cambiado en...
....
....
....

EDAD	PESO	ALTURA
1 MES	....	....
2 MESES	....	....
3 MESES	....	....
4 MESES	....	....
5 MESES	....	....
6 MESES	....	....
7 MESES	....	....
8 MESES	....	....
9 MESES	....	....
10 MESES	....	....
11 MESES	....	....
1 AÑO	....	....

MIS DIENTES DE LECHE

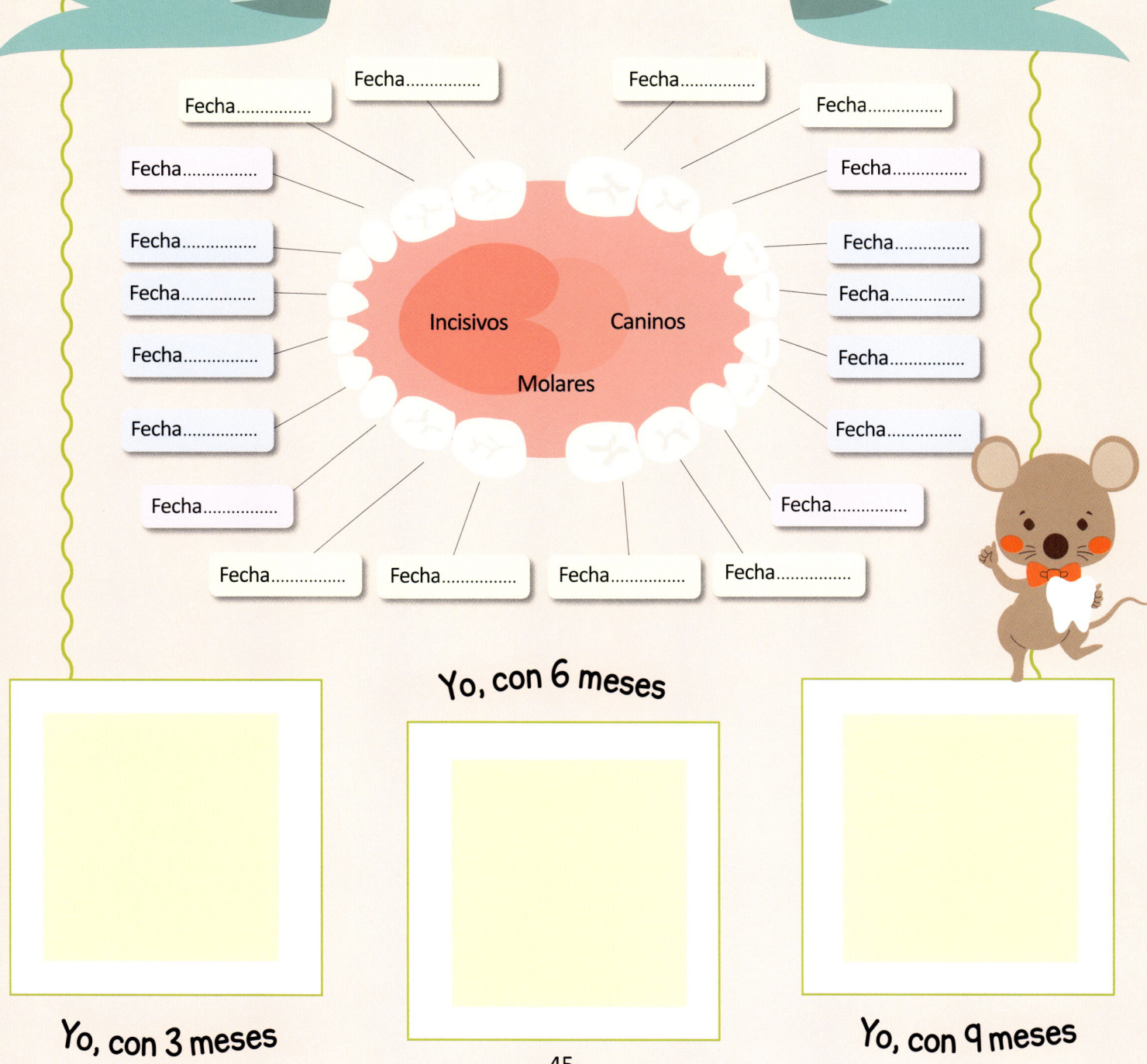

Fecha...............
Fecha...............
Fecha...............
Fecha...............
Fecha...............
Fecha...............
Fecha...............
Fecha...............
Fecha...............
Fecha...............
Fecha...............
Fecha...............
Fecha...............
Fecha...............
Fecha...............
Fecha...............
Fecha...............
Fecha...............
Fecha...............
Fecha...............

Incisivos

Caninos

Molares

Yo, con 6 meses

Yo, con 3 meses

Yo, con 9 meses

CUMPLO UN AÑITO

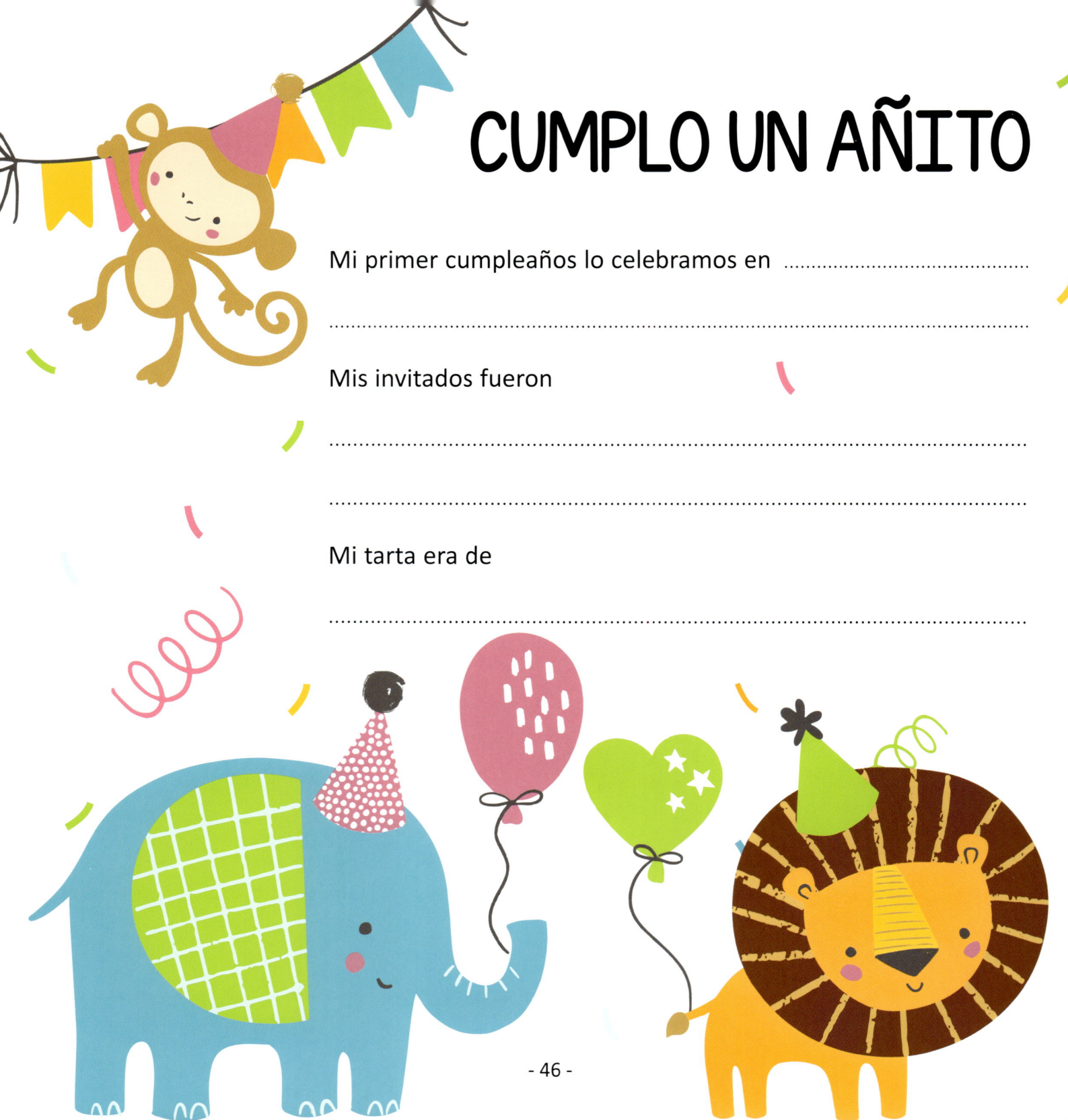

Mi primer cumpleaños lo celebramos en ....

....

Mis invitados fueron

....

....

Mi tarta era de

....

Algunos de mis regalos fueron

....

....

....

Mis regalos favoritos fueron

....

....

....

Foto de mi primer cumpleaños

¡FELICIDADES!

FOTOS DE MI PRIMER CUMPLEAÑOS

Foto con papá y mamá

Foto con los abuelos

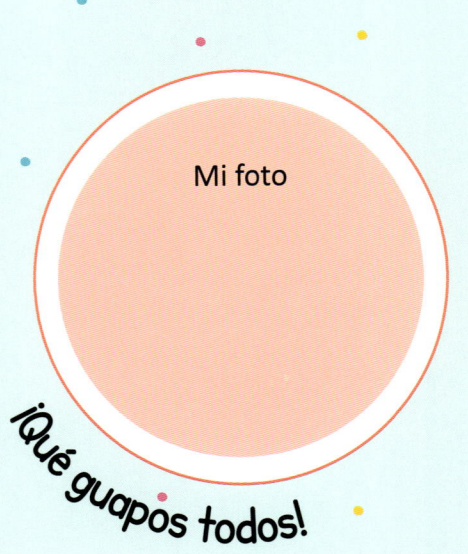

Mi foto

¡Qué guapos todos!

Foto con la familia

Foto con mis amigos

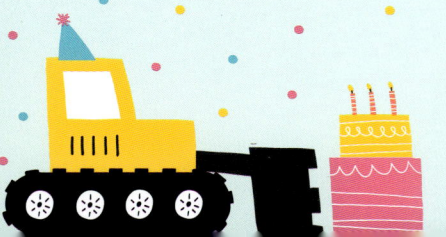
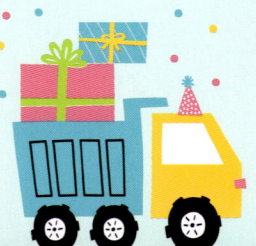
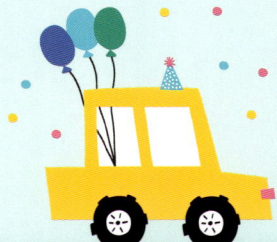
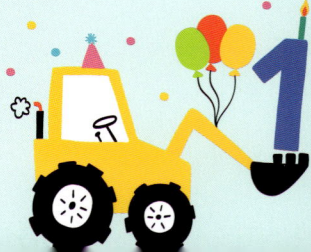